DES DIFFÉRENTS DÉBUTS

DE LA

Sclérose latérale amyotrophique

PAR LE

Dr Louis GALLET

DE LA FACULTÉ DE MÉDECINE DE PARIS

PARIS

SOCIÉTÉ FRANÇAISE D'IMPRIMERIE ET DE LIBRAIRIE

ANCIENNE LIBRAIRIE LECÈNE, OUDIN ET Cie

15, Rue de Cluny, 15

1907

DES DIFFÉRENTS DÉBUTS

DE LA

Sclérose latérale amyotrophique

DES DIFFÉRENTS DÉBUTS

DE LA

Sclérose latérale amyotrophique

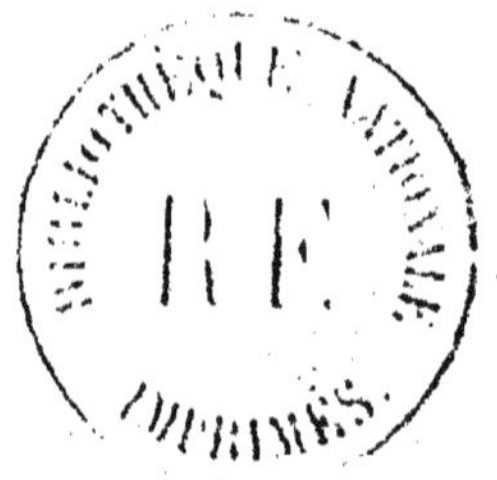

PAR LE

Dr Louis GALLET

DE LA FACULTÉ DE MÉDECINE DE PARIS

PARIS

SOCIÉTÉ FRANÇAISE D'IMPRIMERIE ET DE LIBRAIRIE

ANCIENNE LIBRAIRIE LECÈNE, OUDIN ET Cie

15, Rue de Cluny, 15

—

1907

A MES PARENTS

Hommage de très profonde affection.

A mon Président de thèse

MONSIEUR LE PROFESSEUR RAYMOND

Professeur de Clinique des maladies du système nerveux
Médecin de la Salpêtrière
Membre de l'Académie de médecine
Officier de la Légion d'honneur

BIBLIOGRAPHIE

Archives de neurologie.

Brissaud. — *Leçons sur les maladies du système nerveux.*

— *Congrès des aliénistes de Limoges*, 1901.

Cestan. — Thèse de Paris, 1899.

Charcot. — *Leçons sur les maladies du système nerveux.*

— *Leçons sur les localisations.*

Charcot (J.-B). — *Contribution à l'étude de l'atrophie musculaire progressive type Aran Duchenne.*

Debove et Gombault. — *Contribution à l'étude de la sclérose latérale.* (Archives de physiologie, 1879.)

Déjerine et Thomas. — *Maladies de la moelle.*

Fleury (de). — *Traité des maladies du système nerveux.*

Florand. — Thèse Paris, 1887.

Gombault. — *Etude sur la sclérose latérale amyotrophique.*

Guillain. — *Congrès international de médecine, section de neurologie*, Paris, 1900.

Jendrassik. — *Rapport au Congrès international de Paris, 1900, section de neurologie.*

Kakler und Puk. — *Ein Fall amyotrophischen Bulban Paralysie, etc.* (In Centralblatt, 1880.)

Kojewnikoff. — *Cas de sclérose latérale amyotrophique.* (Journal de neurologie.)

Marie. — *Société des hôpitaux*, 1833.

— *Sclérose latérale amyotrophique.* (Traité de médecine, t. VI.)

Névraxe (Le). — Thèse de Paris, 1902.

Parrot. — Thèse Paris, 1902.

Raymond. — *Cliniques des maladies du système nerveux.*

Raymond et Ricklin. — *Communication au Congrès international de médecine*, 1900.

Revue de neurologie.

Schlesinger. — *Zur Zentchniss atypischen etc. Arbeiten an der Neurol. Institut an der Wiene Universität.*

Soukhanoff. — *Revue de neurologie.*

Van Gehuchten. — *Journal de neurologie.*

— *Revue de neurologie.*

Vulpian. — *Leçons sur les maladies du système nerveux.*

INTRODUCTION

En médecine, comme dans n'importe quelle branche de la science, on arrive rarement, pour ne pas dire jamais, à décrire une question d'un seul jet.

D'abord condensées entre les mains d'un seul ou d'un petit groupe, les observations deviennent plus précises, les recherches se multiplient et peu à peu les lignes se précisent, l'ensemble se fait.

Mais ces notions sont éparses, et souvent le praticien qui n'a pas le temps de faire des recherches se contente de la description primitive : croyant bien connaître une question, il peut poser des diagnostics faux.

Réunir ces différents travaux, les condenser, présenter l'état actuel d'une affection, tel est le but de cette thèse.

Suivant les conseils et l'enseignement de notre maître M. le professeur Raymond, nous nous sommes occupé d'un point très délicat de la sclérose latérale amyotrophique : les débuts, ayant surtout en vue ceux qui ne rentrent pas dans la forme classique.

En neurologie plus que partout ailleurs il y a en effet « moins de maladies que de malades », et ce sont ces malades, très différents souvent les uns des autres, qu'il s'agit de bien connaître et d'englober sous une même étiquette.

Puisse ce petit travail, essentiellement pratique, y contribuer un peu et faire comprendre qu'à la maladie de Charcot, entité nettement distincte, et à bon droit, dans le cadre nosologique correspondent de nombreuses variations cliniques.

Profitant de cette occasion, nous sommes heureux d'offrir ici à tous nos maîtres d'hier et d'aujourd'hui l'expression de notre respectueuse reconnaissance.

Qu'il nous soit permis tout d'abord d'adresser nos bien sincères remerciements et nos sentiments de profonde gratitude à M. le professeur Raymond, dont la science si aimable n'oublie personne et qui aujourd'hui nous fait l'honneur de présider notre soutenance.

L'école de Poitiers, avec les noms de MM. Delaunay, Buffet-Delmas, Malapert, Chrétien, Petit, Brossard, Roland, Faivre, Morichau-Beauchant, est liée à des souvenirs trop agréables et trop utiles pour que nous puissions jamais l'oublier.

Envers nos maîtres des hôpitaux de Paris : MM. Maygrier, Moutard-Martin, Cunéo, Toupet, nous avons une grande dette de reconnaissance et nous sommes heureux de pouvoir les remercier ici de leur enseignement si sûr et de leur sollicitude.

M. Chartier nous a obligeamment prêté des observations et aidé de ses conseils : nous l'en remercions vivement.

M. François, à la science et à l'amabilité duquel nous

devons une dernière année de service si durable, nous permettra de lui adresser nos affectueux remerciements.

Les conseils professionnels éclairés et l'amitié effective que M. Gernez nous a toujours prodigués nous font un agréable devoir de lui exprimer ici tout particulièrement notre reconnaissance et l'assurance de tout notre attachement.

DES DIFFÉRENTS DÉBUTS

DE LA

Sclérose latérale amyotrophique

HISTORIQUE

Les premiers travaux concernant la sclérose latérale amyotrophique remontent à l'année 1865. A cette époque, en effet, Charcot inaugura ses études sur la maladie qui devait porter son nom par une communication à la Société médicale des Hôpitaux. Puis ce fut une suite d'observations publiées en 1869 avec M. Joffroy ; en 1871 avec M. Gombault ; enfin, de 1874 à 1880, la série de ses leçons magistrales qui différencia définitivement cette affection d'autres maladies avec lesquelles on l'avait jusqu'alors confondue.

A ce moment intervient la célèbre discussion entre Charcot et Leyden qui, s'appuyant sur les faits anormaux, les formes frustes, déclare ne pas reconnaître l'autonomie de la sclérose latérale amyotrophique et la fait rentrer dans les atrophies musculaires d'Aran Duchenne.

Cette hypothèse, que combattaient la clinique et l'anatomie pathologique, fut réfutée par MM. Debove et Gombault, Déjerine qui montra les rapports de la sclérose latérale avec la paralysie glomo-labio-laryngée, Vulpian, Koschewnikoff, Charcot et Marie Rok, etc., qui affirmèrent l'authenticité de la maladie et la complétèrent dans ses différents détails.

En 1887 se place la thèse de M .Florand, qui étudie les différentes formes de la maladie et qui montre combien fréquemment la paralysie labio-glosso-laryngée de Duchenne rentre au début ou à la fin dans la maladie de Charcot.

Puis ce sont les travaux de M. P. Marie, la thèse de J.-B. Charcot sur l'atrophie musculaire d'Aran Duchenne, les leçons de M. Brissaud professées à la Salpêtrière en 1875 ; celles de M. le professeur Raymond étudient surtout les différentes formes anatomo-cliniques et leur diagnostic différentiel

Enfin dans ces dernières années citons les travaux du professeur Viennois Scklesinger ; ceux de MM. Philippe et Guillain ; la thèse de Parrot, les cliniques de la Salpêtrière.

SYMPTOMES.

La sclérose latérale amyotrophique ne se présente pas toujours avec un début identique : il s'en faut même de beaucoup, et bien souvent tel malade qui, à première vue, paraît très éloigné du type Charcot classique, relève cependant de cette affection, comme l'évolution de la maladie le fait constater. A une même entité morbide répondent donc plusieurs modes de début qu'il importe de bien connaître pour être à l'abri d'erreurs de diagnostic et de pronostics fâcheux. Les types en sont multiples et quelquefois combinés en clinique ; mais pour la commodité de la description nous les diviserons en chapitres distincts, quitte à les mélanger un peu au moment de l'étude du diagnostic différentiel.

Le début le plus souvent observé se fait par les membres supérieurs et comprend plusieurs modalités. Comme fréquence se placent ensuite les débuts par les membres inférieurs, puis les scléroses commençant par une symptomatologie bulbaire ; les scléroses s'accompagnant de douleurs simulant la polynévrite ; les cas débutant par des troubles psychiques ; enfin ceux où les phénomènes se développent en même temps aux membres supérieurs, aux membres inférieurs et au bulbe (observations de Florand et Blumenthal) ; les scléroses à début hémiplégique.

Début par les membres supérieurs. — I. Type classique.

La maladie de Charcot s'installe petit à petit, insidieusement, sans ces grands symptômes qu'on retrouve dans pas mal d'affections nerveuses, et c'est à propos de faiblesse persistante, de maladresse croissante, surtout dans les professions exigeant de la délicatesse, que le médecin est consulté. Non seulement par la suite il y a troubles des actes manuels difficiles, mais ceux de pratique courante, élémentaire, comme se boutonner, saisir un objet, le manier, etc., sont atteints et peuvent devenir impossibles.

Plus souvent, et cela surtout chez les manieurs de gros ouvrages, on trouve à un premier examen, en même temps que de l'indécision, de la maladresse des mouvements, un amaigrissement plus ou moins considérable de l'un des bras ou même des deux si le malade a attendu suffisamment longtemps. Généralement, en effet, l'autre membre supérieur se prend lorsque l'atrophie a envahi la racine du membre primitivement atteint.

L'atrophie est, en effet, un symptôme capital qu'on retrouve toujours dans cette forme, bien qu'il puisse faire défaut tout au début, comme chez notre premier malade.

Elle débute par les muscles de l'éminence thénar ou par ceux des trois premiers espaces interosseux, gênant les mouvements, empêchant de serrer avec force, interdisant au pouce de se mouvoir et aux autres doigts de s'écarter.

L'affection progresse très lentement et un peu plus tard fait prendre à la main l'apparence d'une griffe, puis gagne l'avant-bras à qui elle impose la pronation, le bras, l'épaule. A ce moment l'attitude du malade est caractéristique et bien conforme à la description faite par Charcot. « Le bras est appliqué le long du « tronc, et les muscles de l'épaule résistent quand on « veut l'en éloigner. L'avant-bras demi-fléchi est dans « la pronation ; il n'est pas possible de l'amener « dans la supination sans employer une grande force et « sans provoquer de la douleur.

« Il en est de même du poignet, qui lui aussi est « souvent demi-fléchi, tandis que les doigts sont recro- « quevillés vers la paume de la main. »

Dans les muscles atrophiés ou menacés de l'être on trouve des contractions fibrillaires parfois très intenses. Chez un malade de nos observations qui présentait ce symptôme à un degré élevé on avait même porté au début le diagnostic de chorée fibrillaire.

On constate également une grande raideur, de l'exagération des réflexes allant parfois jusqu'au clonus.

L'examen électrique montre presque toujours R D partielle ou totale. La sensibilité superficielle et les diverses sensibilités profondes sont indemnes, et il n'y a ni troubles trophiques ni troubles vaso-moteurs.

II. — *Début par les membres supérieurs, le processus pathologique envahissant d'abord la racine*

Là encore le malade se plaint de fatigue, de manque de force ; mais ces défauts se trouvent localisés non plus

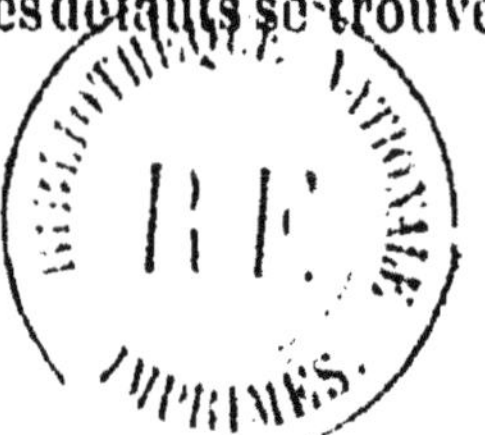

à la main, comme dans le cas précédent, mais à la région scapulo-humérale. C'est là, en effet, que débute l'amyotrophie : le deltoïde s'affaisse, disparaît de plus en plus et est remplacé par un méplat à travers lequel on peut apercevoir la tête de l'humérus plus ou moins subluxée par le relâchement de l'articulation. Le grand pectoral, le trapèze, le grand dentelé se prennent à leur tour, ces lésions se traduisent par la gêne ou l'impossibilité des mouvements, par la diminution ou la disparition de la force musculaire.

On comprend tout de suite la difficulté qu'il y a à différencier alors la sclérose latérale à cette époque d'avec la myopathie primitive scapulo-humérale type Landouzy-Déjerine. Disons cependant aussitôt qu'un certain nombre de caractères permettront d'établir le diagnostic : d'abord l'âge, puis l'indemnité de la face, l'exagération des réflexes tendineux, la R D, tous symptômes qui existent seulement dans la sclérose latérale.

Plus tard la confusion n'est plus possible, car l'atrophie s'étend aux muscles extenseurs du poignet et des doigts, aux fléchisseurs, aux muscles de la main, réalisant ainsi le tableau clinique de la maladie de Charcot : la paraplégie cervicale, lorsque l'autre côté est pris.

Ce type à début radiculaire, quoique rare, se trouve cependant, et Déjerine en a cité quelques cas.

III. — *Sclérose à type supérieur affectant la forme d'une atrophie d'Aran Duchenne.*

Ce début et cette forme, car l'analogie avec l'atrophie musculaire progressive peut persister jusqu'à la fin de la maladie, ont été bien étudiés par MM. Raymond et Ricklin au Congrès de Paris 1900.

Précédée des sensations d'engourdissement, de fatigue, de maladresse dont nous avons déjà parlé, l'affection débute par l'atrophie des muscles de l'éminence thénar, qui donne à la main l'aspect de la main de singe classique ; les interosseux se prennent à leur tour, et l'on constate alors de profonds sillons entre les métacarpiens, de la gêne et de l'impossibilité d'écarter et de rapprocher les doigts, la main en griffe par action des fléchisseurs privés de leurs antagonistes.

De là l'atrophie gagne les fléchisseurs, les extenseurs, faisant disparaître la griffe et donnant à l'avant-bras l'apparence d'une planchette.

Enfin les muscles du bras, de l'épaule, se prennent à leur tour.

A aucun moment on ne constate l'un des éléments primordiaux de la sclérose : la spasmodicité. A vrai dire, il peut y en avoir une très légère ébauche, mais elle est complètement insuffisante, étant donnée l'intensité, le tout premier plan donné à l'amyotrophie.

L'on conçoit alors quelles sont les difficultés du diagnostic. Pourtant ces cas ont été vérifiés à l'autopsie, où l'on a trouvé sur toute la hauteur de la moelle des lésions atrophiques des cellules nerveuses et en particulier des cellules radiculaires. Du côté du cordon antéro-latéral on a constaté une sclérose légère dont la topographie et les caractères histologiques étaient tels qu'on les rencontre dans la maladie de Charcot : le faisceau de Türck, le faisceau pyramidal croisé, le r(tant du faisceau antéro-latéral, étaient pris.

Début par les membres inférieurs. — I. *Forme paraplégiq*

Les premiers symptômes de cette forme sont vari bles. Tantôt ce sont des fourmillements incessants, d milliers de « coups d'aiguille » qui criblent le malad(tantôt c'est une sensation d'engourdissement, les me bres inférieurs deviennent lourds, moins sensibl(comme morts ; tantôt ce sont des petites secousses q d'abord éloignées se rapprochent de plus en plus, g nant la marche. Souvent l'affection débute par de faiblesse, de la fatigue se traduisant par une moi grande résistance à la marche, à la station debout faisant buter les malades contre les pavés. Enfin (peut noter quelques crampes.

Ces symptômes, d'abord localisés à l'une des de jambes, gagnent au bout d'un temps variable, — deu trois mois — l'autre côté et s'étendent aussi aux cuisse à l'abdomen, à la colonne vertébrale.

La marche, d'abord simplement gênée, devient dif cile, puis impossible par suite de la parésie motrice e vahissante. Les jambes lourdes, raides, sont difficil à mouvoir, et ces symptômes s'accroissent encore p l'acte de la locomotion ; on remarque alors que l membres inférieurs se rapprochent dans l'extensi(et l'adduction ; le pied prend la position du var équin, de sorte que sa face dorsale continue celle de jambe, que sa pointe racle le sol, de telle sorte que le malade, pour détacher le pied, est obligé de lever très haut la jambe : il en résulte une démarche sautillante qu'on appelle démarche spasmodique.

Même quand le malade est au lit, cette rigidité des jambes existe, et cela de plus en plus avec les progrès de la paralysie, en même temps qu'on constate un certain degré de rotation en dedans.

Ce n'est qu'à un degré avancé de la maladie que ces deux symptômes diminuent.

La pointe du pied se relève et s'abaisse plus ou moins difficilement suivant l'état des muscles de la région antérieure de la jambe et de ceux des mollets. Il en est de même des abducteurs des cuisses, du quadriceps et des extenseurs de la région postérieure.

La résistance aux mouvements passifs est également variable et en rapport avec le degré de la lésion.

Les masses musculaires molles et flasques s'atrophient de plus en plus; mais ce symptôme est là moins précoce qu'aux membres supérieurs et souvent masqué par les phénomènes de paralysie spasmodique.

La contractilité idio-musculaire est exagérée. Les réflexes achilléens et patellaires sont forts et l'on note de la trépidation spinale.

Comme dans la plupart des formes de la sclérose latérale on est frappé par l'intégrité de la sensibilité faisant contraste avec la profonde atteinte de l'état moteur : les diverses sensibilités, tant profondes que superficielles, sont indemnes, et il n'y a ni troubles des sphincters, ni vaso-moteurs, ni trophiques. L'examen électrique indique une R D, partielle la plupart d temps ou totale.

II. — *Sclérose à début hémiplégique.*

Ce mode de début est une rareté. A la suite d symptômes analogues à ceux des précédents paragra phes, on observe d'abord des fourmillements, de l'en gourdissement se produisant dans le bras et la jamb d'un même côté en même temps que les mouvement deviennent plus difficiles. Il s'établit bientôt une paré sie progressive de certains muscles suivie d'atrophi rapide et le plus souvent de contracture à type ou d moins à prédominance hémiplégique : il est exceptionne en effet que cette forme ait une grande netteté. Dan une observation publiée par Crocq, une malade, aprè plusieurs ictus laissant derrière eux une hémiplégie tran sitoire, aurait vu la motilité de ses bras et de ses main fortement compromise, en même temps qu'elle remai quait un amaigrissement considérable des membre supérieurs. Les membres inférieurs ne présentaien rien d'anormal, mais par contre il y avait des trouble bulbaires (parole défectueuse, voix nasonnée, voile d palais inerte, écoulement de la salive, etc.).

Les réflexes étaient exagérés aux membres supé rieurs ainsi qu'à la mâchoire ; la sensibilité normal R D partielle.

Sclérose débutant par des troubles bulbo-médullaires.

Ce mode de début et d'extension également rares a été observé par Florand et Blumenthal. Ou bien l'affection se développe en même temps ou à un très court intervalle du côté des membres supérieurs et inférieurs et du côté du bulbe, ou bien il y a seulement coexistence de symptômes bulbaires avec des troubles du bras ou de la jambe.

Sclérose latérale à début bulbaire.

Cette forme est fréquente et pour certains auteurs même elle serait la plus souvent observée. MM. Raymond et Cestan, dans une statistique faite sur 18 cas, arrivent en effet à cette conclusion, à laquelle déjà s'était arrêtée M. Florand en 1887.

Le phénomène le plus apparent et le premier en date est une parésie des lèvres et de la langue se traduisant par un embarras de la parole, qui de confuse, d'empâtée qu'elle est au début, devient par la suite complètement inintelligible.

Les lèvres sont atrophiées, quelquefois épaissies par la lipomatose, présentant des contractions fibrillaires. Elles s'entr'ouvrent de plus en plus et s'élargissent par l'action du zygomatique qui commande seul, l'orbiculaire étant touché par la paralysie. Le sillon naso-labial s'exagère en une sorte de rictus, tandis que la physionomie prend un air pleurard caractéristique. Cette attitude, due à la contracture, peut se modifier par le rire ou les larmes, et le malade reprend lentement alors son attitude primitive.

Les différents troubles objectifs que nous venons de signaler gênent beaucoup la prononciation des voyelles, surtout l'*o* et l'*u*, celle des consonnes labiales : l'*f*, le *b*, *p*.

De plus, le malade ne peut ni souffler ni siffler ; la mastication est difficile, les aliments s'accumulant entre les dents et les joues; parfois même ceux-ci et surtout la salive s'échappent de la bouche.

Quant aux parties supérieures de la face, elles conservent à peu près leur expression normale, mais on note quelquefois des contractions fibrillaires des paupières ou un écoulement involontaire des larmes.

La langue est parésiée ou paralysée ; elle ne peut être ni tirée ni creusée en gouttière.

De plus, elle est atrophiée : petite, ratatinée, sa face supérieure est couverte par des sillons plus ou moins profonds, comme si la muqueuse qui la revêt était trop large par la diminution des parties qu'elle enveloppe. On y voit des contractions fibrillaires.

Ajoutons cependant qu'il peut ne pas y avoir d'atrophie constatable, soit qu'elle n'existe réellement pas, soit qu'elle soit marquée par le développement des tissus adipeux.

Comme troubles fonctionnels on trouve une gêne particulière de certaines linguales, les *i*, les *r*, les *l* ; la parole est embarrassée ; la mastication et le premier temps de la déglutition sont gênés.

Le voile du palais est parésié, inerte, ne se relevant qu'imparfaitement ou même restant complètement immobile quand on l'excite.

De là viennent du nasonnement, du reflux des aliments ou des boissons par le nez.

On remarque quelquefois ou de l'oligotonie ou de l'aphonie vraie, les cordes vocales ne s'affrontant plus pour vibrer ou le faisant mal.

On observe aussi une gêne mal définie de la respiration, une sensation de plénitude de la poitrine, de constriction; quelquefois des accès de dyspnée, de la syncope. Le réflexe massétérin est exagéré.

Sclérose latérale à début douloureux.

La douleur n'est pas un phénomène classique de la sclérose latérale ; mais on l'a notée cependant dans plusieurs observations, tantôt minime, tantôt intense au point de simuler la polynévrite.

Déjà, en 1887, M. Florand signalait plusieurs débuts affectant cette forme : dans l'une de ses observations il cite le fait d'un Russe qui, comme premiers symptômes, avait ressenti de violentes douleurs s'irradiant dans la région rénale et chez qui on avait vu rapidement dans la suite évoluer une sclérose latérale.

Dans une autre il raconte l'histoire d'une femme qui, tout au début de son affection, avait éprouvé de violentes douleurs dans les membres inférieurs, dans les genoux et les épaules.

Dans une troisième il parle d'un malade qui, avant les troubles bulbaires, avait ressenti de violents maux dans la tête et dans la nuque.

Serge Soukhinoff affirme aussi ce mode de début et constate qu'il peut y avoir des douleurs aussi bien spontanées qu'à la pression dans tout le cours de la maladie.

Tout récemment enfin MM. Claude, Lejonne et Lhermitte ont présenté à la Société de neurologie des cas analogues.

La douleur existe donc réellement, et cela dès le début de cette affection où elle prend différentes formes : tantôt ce sont des soubresauts spasmodiques ; tantôt de véritables crampes très douloureuses qui interrompent le sommeil et interdisent au malade toute position un peu prolongée; tantôt enfin ces douleurs affectent la forme rhumatoïde.

D'ordinaire paroxystiques, elles existent non seulement spontanément, mais encore à la pression.

On comprend ainsi combien il est difficile alors de différencier la sclérose latérale se présentant sous cet aspect d'avec la polynévrite. Le diagnostic est pourtant faisable, et nous en donnerons les éléments au chapitre du diagnostic différentiel.

La difficulté est bien plus grande quand on aborde la pathogénie de la question. Il semble démontré qu'il n'y a pas coexistence d'une sclérose et d'une polynévrite simple ; mais doit-on rattacher la douleur à un phénomène central seul, ou faut-il incriminer la sclérose latérale exerçant son action non seulement sur l'axe cérébro-spinal, mais aussi tenant sous sa dépendance les nerfs périphériques ?

La question est encore obscure, mais le fait existe, et dans les cas douteux on ne doit nullement écarter l'hypothèse d'une maladie de Charcot lorsqu'on trouve le symptôme douleur.

Début de la sclérose latérale avec troubles psychiques.

On trouve enfin des cas de sclérose latérale où les troubles psychiques précèdent les phénomènes organiques. Pour M. Pierre Marie même ces faits sont assez fréquents, si l'on entend par là non les troubles intellectuels de l'aliénation mentale, mais les modifications, si légères soient-elles, que les malades peuvent présenter dans leur état psychique.

On note une déchéance, un affaiblissement de l'intelligence à des degrés divers, depuis la simple nuance jusqu'à cette forme qui donne à la physionomie une expression niaise. Quelquefois on observe plus tard, chez ces malades, de l'apathie, de l'indifférence ou même de la mélancolie.

Le rire et le pleurer spasmodiques sont à signaler. Le premier surtout de ces actes se trouve fréquemment et réalise un phénomène que le malade est absolument incapable de régler à sa guise. Souvent intense au point de durer plusieurs minutes, il peut prendre parfois un caractère tout spécial de gravité ; c'est ainsi qu'Oppenheim a cité un cas où était survenue de la cyanose de la face et pour lequel on avait eu des craintes sérieuses.

Il y a également des cas avec troubles très marqués de l'intelligence consistant en délire des grandeurs, en démence complète ; mais ceux-ci sont très rares.

DIAGNOSTIC

En présence de tant de modalités cliniques, on conçoit tout l'embarras d'un observateur non prévenu qui tend à faire d'une seule et même affection des entités morbides distinctes.

Il importe donc de bien établir le diagnostic de chacune des formes pour les différencier d'avec les différentes maladies de la pathologie nerveuse qui offrent avec elles quelques analogies.

Début par les membres supérieurs.

I. — Et tout d'abord envisageons le cas classique, celui qui débute par les petits muscles des mains et de là gagne la racine du membre en prenant le masque de l'atrophie musculaire progressive à type Aran Duchenne. Il le simule même de si près qu'on a voulu identifier les deux maladies. Pourtant les différences, tant au point de vue de la clinique que de l'anatomie pathologique, sont nettes, et à l'heure actuelle les deux affections sont bien séparées.

Dans la maladie d'Aran Duchenne en effet, et cela depuis le début jusqu'à la fin, l'atrophie musculaire est flasque, tandis que dans la maladie de Charcot l'élément spasmodique ne fait jamais défaut.

De plus, la paralysie labio-glosso-laryngée arrive à une période relativement précoce, quand elle ne débute pas, tandis que dans l'atrophie musculaire progressive elle est tardive.

Il y a aussi une différence marquée dans le fait que l'atrophie et la paralysie sont contemporaines dans la maladie de Charcot tandis que dans celle de Duchenne la parésie n'arrive qu'après la fonte musculaire.

Enfin, plus tard, la durée de la maladie et son évolution font d'elles-mêmes le diagnostic. Notons aussi l'absence des troubles démentiels dans l'atrophie de Duchenne.

Au point de vue anatomo-pathologique il y a aussi des différences : dans l'atrophie musculaire progressive il n'y a en effet qu'une affection exclusivement spinale dont les lésions se cantonnent dans un seul système anatomique, le protoneurone moteur ou spino-musculaire, tandis que dans la sclérose latérale le processus intéresse à la fois le protoneurone moteur, les cellules et les fibres du cordon, sans parler des cas où les fibres commissurales du cerveau, la zone rolandique, les fibres du faisceau pyramidal, les voies cérébelleuses, sont touchées.

II. — Quand le début, au lieu de se faire par la main, se fera par la racine du membre, il faudra le distinguer d'avec une myopathie primitive progressive, et pour cela tenir compte de la diminution ou de l'absence des réflexes tendineux, de l'âge du sujet.

III. — Les deux diagnostics précédents sont faciles, mais il n'en est pas de même dans les cas où il faut différencier la maladie de Charcot d'avec certaines affections s'accompagnant d'amyotrophie et d'exagération des réflexes tendineux, comme la syringomyélie, la pachyméningite cervicale hypertrophique, certaines polyarthrites infectieuses.

La syringomyélie se distingue par la dissociation de la sensibilité, des troubles trophiques cutanés.

A la pachyméningite cervicale appartiennent la « main de prédicateur » décrite par Charcot, Joffroy ; des déformations du rachis ; des douleurs.

Pour la polyarthrite on tiendra compte des antécédents et du grand nombre de muscles atteints.

Début par les membres inférieurs.

Cette forme est à distinguer de toutes les maladies s'accompagnant de paraplégie spasmodique avec ou sans amyotrophie.

La sclérose en plaques d'abord (car il y a des cas où l'on rencontre de la contracture permanente et de l'atrophie musculaire) présentera toujours quelques symptômes lui appartenant en propre (tremblement intentionnel, nystagmus, etc.), qui permettront de faire le diagnostic.

Les myélites transverses sont tributaires des troubles sphinctériens et trophiques, des douleurs. De plus, les parties situées au-dessus de la lésion médullaire ne présentent aucun trouble, tandis que dans la sclérose latérale la contracture, bien que prédominante aux membres inférieurs, se retrouve aussi dans les membres supérieurs.

Il y a enfin le tabes dorsal spasmodique qu'on reconnaîtra à l'absence d'amyotrophie, de toute secousse fibrillaire et surtout à sa durée, cette affection, pour certains auteurs, datant de la naissance.

Début bulbaire.

Les scléroses latérales se présentant au début par des troubles bulbaires sont à différencier des paralysies bulbaires et pseudo-bulbaires cérébrales.

Ces dernières s'accompagnent ordinairement d'hémiplégie ou d'hémiparésie, se développent presque toujours à la suite d'ictus : quant aux troubles de l'intelligence, au rire et au pleurer spasmodiques, on les retrouve là encore bien plus fréquemment que dans la sclérose latérale.

Les paralysies bulbaires aiguës surviennent brusquement avec des phénomènes si graves que la mort arrive souvent en quelques jours.

Les paralysies bulbaires chroniques ne progressent pas aussi nettement, attaquent un nombre de muscles bien moindre et les lésions ne sont pas aussi symétriques.

Début douloureux.

Le diagnostic est encore là difficile : polynévrites et scléroses latérales sont souvent confondues ensemble, mais il y a cependant un certain nombre de signes qui permettront de distinguer ces deux affections. C'est tout d'abord la localisation de la douleur qui siège beaucoup plus dans les masses musculaires en cas de sclérose que sur le trajet des troncs nerveux ; la marche de la maladie ; surtout ce fait capital que dans la maladie de Charcot les réflexes sont très exagérés, tandis que dans la polynévrite ils sont diminués ou même abolis.

Début par des troubles psychiques.

S'ils existaient seuls, il serait bien difficile de les différencier d'avec ceux de la sclérose en plaques, mais généralement ils sont accompagnés de symptômes appartenant à l'une de ces deux maladies, ce qui met sur la voie du diagnostic.

Diagnostic d'avec les amyotrophies hystériques.

Bien que l'amyotrophie soit très rare au cours de cette névrose, elle a été cependant observée jointe parfois à l'exagération des réflexes, ce qui a pu en imposer pour une sclérose latérale.

Voici quelques éléments qui permettront le diagnostic : d'abord les antécédents et les stigmates ; l'amyotrophie apparaît rapidement et peut ensuite rétrocéder ; l'atrophie, souvent considérable, ne s'accompagne pas d'ordinaire de contractions fibrillaires (Gilles de la Tourette et Dutil en ont cependant signalé des cas) ; à l'examen électrique il n'y a pas de réaction de dégénérescence.

ANATOMIE PATHOLOGIQUE

Les lésions de la sclérose latérale peuvent intéresser la moelle, le bulbe, la protubérance, le pédoncule, le cerveau lui-même : nous examinerons rapidement ces différentes parties du névraxe et nous nous occuperons ensuite de certains points d'anatomie pathologique ayant rapport avec notre sujet.

Au niveau de la substance grise on remarque l'atrophie des grandes cellules motrices, des fibres, et la présence de corps granuleux, toutes les lésions étant exclusivement cantonnées dans les cornes antérieures.

Dans la substance blanche, au contraire, les lésions, tout en prédominant au niveau du faisceau pyramidal, empiètent sur les parties adjacentes du cordon antéro-latéral.

Dans le bulbe la topographie de la sclérose porte également sur les pyramides bulbaires et sur les noyaux moteurs : le grand hypoglosse est le plus touché, puis viennent le trijumeau, le pneumo-gastrique, le spinal, le glosso-pharyngien, le facial.

Au niveau de la protubérance et du pédoncule, on relève l'altération du faisceau moteur, mais de moins en moins marquée.

Au cerveau on trouve non seulement parfois la sclérose du faisceau moteur dans la capsule interne et le centre ovale, mais quelquefois la dégénérescence des grandes cellules pyramidales de l'écorce, comme dans les observations de Marie Kojewnikoff, Charcot, Strümpell, etc.

Toutes ces lésions varient d'intensité, suivant que l'on considère les différents niveaux : quand il y a un début médullaire, le maximum des lésions et l'extension résident au renflement cervical. Au-dessus et au-dessous la zone dégénérée se rétrécit progressivement, se cantonne dans l'aire du faisceau pyramidal, et au niveau du segment dorso-lombaire même il n'y a plus qu'une partie de ces faisceaux, et ombrée.

Quand la maladie de Charcot débute par le bulbe, c'est à ce niveau que la lésion atteint son maximum d'intensité et d'extension transversale ; de là elle va en se réduisant en dessus où elle peut remonter jusqu'à l'écorce, en dessous où elle peut atteindre le renflement cervical.

L'anatomie pathologique du siège et de l'extension des lésions est donc bien connue, mais tout autre est l'explication du début du processus morbide : est-ce dans la substance grise ? est-ce dans la substance blanche ? La dégénérescence du faisceau pyramidal est-elle primitive, est-elle secondaire à la lésion ?

Charcot, s'appuyant sur ce fait que la parésie et la contracture précèdent l'amyotrophie, considérait la sclérose latérale comme primitive et l'atrophiée de la substance grise comme secondaire.

« Peut-on, dit le professeur Raymond dans ses cliniques, assimiler la sclérose des faisceaux pyramidaux aux dégénérescences secondaires et en chercher la raison dans les lésions protopathiques de la zone motrice ? Je ne le pense pas pour deux raisons, car dans un nombre de cas relativement considérable on a constaté l'intégrité de la capsule interne et de la substance grise de l'écorce cérébrale.

« D'autre part, dans les cas où la dégénération pyramidale dépasse les limites du mésocéphale, elle allait en décroissant de bas en haut. Or c'est précisément l'inverse qui a lieu dans la dégénérescence secondaire consécutive à une lésion de la zone motrice. »

Pour M. P. Marie, lorsque les cellules du cordon (c'est-à-dire les cellules disséminées dans la substance grise de la moelle et qui donnent des fibres au cordon blanc) dégénèrent, les fibres qui en partent en font autant et cette dégénérescence intéressera à la fois le faisceau pyramidal et les parties adjacentes du cordon latéral.

M. Brissaud pense que la dégénérescence n'intéresse que les fibres supplémentaires, les fibres du cordon.

Le point délicat est de connaître l'influence sous laquelle se produit cette dégénérescence. Pour Strümpell, Raymond, etc., il faut en chercher la cause dans la débilité congénitale, dans une sorte de vice de conformation du système nerveux.

ÉTIOLOGIE ET PATHOGÉNIE

Il nous reste à examiner un dernier point de la question, difficile celui-ci et incomplètement expliqué, du moins jusqu'à ce jour, celui de l'étiologie et de la pathogénie de la maladie de Charcot.

Plusieurs notions sont cependant acquises : celle de l'âge en premier lieu. C'est en effet dans la seconde partie de la vie que l'on en constate le plus de cas, bien qu'il n'y ait à cet égard rien d'absolu : Seeligmuller n'a-t-il pas relevé une atteinte de cette maladie à 9 mois, et ceci chez trois enfants ?

Le sexe est encore plus discutable : pour certains auteurs, la plus grande fréquence revient à l'homme ; pour d'autres, parmi lesquels on compte M. Dejerine, à la femme.

Comme notions étiologiques proprement dites, il y a encore moins de précision. Dans toutes les observations, rien d'absolu : de la variété, du banal, des causes secondes. C'est tantôt du refroidissement, tantôt de la fatigue musculaire (là comme dans l'atrophie musculaire progressive, ce sont les muscles qui travaillent le plus qui en général sont pris les premiers) ; ailleurs on constate des traumatismes, des peurs. La syphilis a été invoquée, mais elle constitue surtout une cause prédisposante ; il en est de même de l'hérédité nerveuse, qui ne fait que préparer le terrain, et c'est ainsi qu'on peut expliquer les cas de Seeligmuller, de Strümpell, de Brown, qui ont relevé des scléroses latérales chez les enfants d'une même famille.

Seeligmuller et le professeur Raymond vont plus loin et admettent, dans un certain nombre de cas du moins, une faiblesse congénitale du système moteur, de telle sorte que « la sclérose latérale amyotrophique apparaîtrait en dernière analyse comme une affection tératologique ».

OBSERVATIONS

Observation normale. Début par les membres supérieurs.

(Extrait des leçons de M. le professeur Raymond.)

Le malade, âgé de 56 ans, exerce la profession de ferblantier.

Antécédents héréditaires. — Père mort à l'âge de 54 ans des suites d'une attaque d'apoplexie. Mère morte à 75 ans, pas de tares syphilitiques.

Antécédents personnels. — B... est né à terme après un accouchement normal. Il n'a pas eu de convulsions dans son enfance. Il n'a, dit-il, jamais eu de maladies vénériennes. Il a toujours joui d'une santé parfaite jusqu'au début de sa maladie actuelle. Marié à 30 ans, sa femme toujours bien portante. Elle n'a jamais fait de fausse couche ; elle a donné le jour à trois enfants dont un est mort à 3 mois d'inflammation d'intestin. Les deux autres sont vivants et bien portants.

Début. — Il y a environ treize mois, B. a remarqué que sa main gauche devenait faible et manquait de souplesse. Trois mois plus tard, son membre supérieur gauche devenait endolori après chaque mouvement d'élévation un peu étendu; en même temps l'épaule lui semblait glacée, La faiblesse et la raideur ont toujours été en augmentant. Il y a environ un mois, le froid à l'épaule gauche a disparu et un tremblement, d'après les dires du malade, est survenu dans la jambe gauche. Avec le tremblement, une faiblesse dans le même membre se manifeste. Le malade se met à boiter ; puis c'est, il y a six mois, la main droite qui se prend comme la main gauche. La douleur dans le bras droit se manifeste dans les mêmes circonstances, si ce n'est la sensation de froid à l'épaule qui fait défaut. La faiblesse et la raideur ont augmenté dès lors incessamment.

Il y a six mois, la jambe droite s'est prise aussi. Le malade y constate un tremblement, une faiblesse et une raideur augmentant sans cesse, mais moins intenses cependant que ceux éprouvés dans le membre inférieur gauche.

Depuis un mois la tête a tendance à tomber sur la poitrine ; elle lui paraît lourde, et les mouvements qu'elle exécute se font avec raideur.

En juin 1898, le malade a éprouvé pour la première fois un certain embarras de la parole et une certaine difficulté pour avaler. Toutefois le fonctionnement de la langue reste normal.

Le 1er février 1899 B..., qui était encore en état de marcher, a ressenti à l'aine et dans les différents segments des membres inférieurs comme un froid suivi de violentes douleurs. Celles-ci se sont dissipées au bout de 14 heures, mais le malade était dans l'impossibilité de se dresser sur son séant, à plus forte raison ne pouvait-il pas marcher.

Etat actuel (février 1899). — C'est un homme amaigri, vieilli. Ses quatre membres sont agités de soubresauts plus forts à gauche.

Les réflexes rotuliens sont exagérés des deux côtés, le redressement brusque du pied provoque de la trépidation spinale.

La sensibilité objective et subjective du malade est normale. Il n'a plus les douleurs dont il souffrait.

B .. ne peut ni se tenir d'aplomb sur sa jambe gauche ni marcher. Il éprouve une grande difficulté à se redresser. Cependant les mouvements simples des membres inférieurs sont conservés ; en les exécutant, le malade peut déployer une certaine vigueur. Seule l'extension du pied sur la jambe et l'extension complète du pied sur la cuisse sont abolies à gauche. Au surplus, tous les mouvements du membre inférieur gauche sont empreints de raideur. De ce même côté les muscles du mollet et de la cuisse sont le siège d'une atrophie très prononcée. Ils sont de plus agités par des contractions fibrillaires se produisant par accès.

A droite, les mouvements volontaires du membre inférieur se font avec force. Les mouvements passifs imprimés à ce membre sont empreints d'une raideur manifeste. On constate également un certain degré d'atrophie musculaire moindre qu'à gauche.

Aux membres supérieurs, les réflexes olécrâniens et palmaires sont très exagérés. Partout la sensibilité est intacte. Le membre gauche est frappé d'une impotence fonctionnelle presque complète. La flexion de la main sur l'avant-bras et de l'avant-bras sur le bras, l'élévation du bras, ne se font plus que dans des limites très restreintes. Il en est de même de la flexion des doigts sur les métacarpiens ; le pouce est dans une immobilité complète. Au repos, le malade maintient son bras gauche collé contre le tronc, l'avant-bras fléchi sur le bras, les différentes phalanges des doigts immobilisées en flexion. Les mouvements imprimés aux segments du membre en question se font avec raideur; il est impossible de les amener dans l'extension passive complète. L'atrophie s'est emparée des muscles des éminences thénar et hypothénar, des interosseux, des muscles de l'avant-bras et du bras ; la main a la conformation simienne. Il y a dans tous ces muscles des contractions fibrillaires.

Au membre supérieur droit, les mouvements actifs s'exécutent sans force, excepté l'extension du poignet sur l'avant-bras. Les mouvements imprimés aux différents segments de ce membre s'accompagnent d'une raideur nettement accusée. De ce côté également il y a des contractions fibrillaires dans les petits muscles des mains.

La tête a une tendance à tomber sur la poitrine. Les mouvements se font avec raideur.

Les muscles extrinsèques des yeux sont lents et pénibles. Rien autre chose d'anormal de ce côté. Les pupilles sont égales.

L'acuité visuelle, l'ouïe, la gustation, l'odorat, sont intacts. Les muscles du menton et ceux des lèvres sont agités par des contractions fibrillaires. Les sillons nasolabiaux sont plus creusés que normalement. La bouche est légèrement entr'ouverte.

La langue est également le siège de contractions fibrillaires. Elle n'est pas déviée, mais étalée en raison de l'atrophie des muscles. Le malade ne peut l'amener hors de la bouche.

Le voile est flasque ; le réflexe pharyngien aboli. Il y a de la dysphagie.

L'articulation des sons est normale ; toutefois, par moments, le malade éprouve une certaine difficulté pour parler. Depuis quatre ans il ne peut siffler.

Les réflexes massétérins sont forts.

La sensibilité est normale sur tout le tronc; il n'y a d'ailleurs là ni atrophie ni raideur bien marquée.

Rien du côté des sphincters. L'appétit est bon et il n'y a rien du côté des viscères.

Le malade ne présente pas de troubles intellectuels.

L'examen électrique montre une diminution de l'excitabilité et la R D de certains muscles.

Examen du 30 mars 1899. — Contraction des doigts et des orteils en flexion. Les réflexes sont forts partout. Trépidation des masséters. Clonus des pieds.

Pouls 140. Respiration diaphragmatique exclusive. Les mouvements de diduction des mâchoires sont conservés. Les lèvres sont mobiles. La parole est inintelligible.

Rien aux sphincters.

Le malade meurt dans une crise de suffocation en juin 1899 (1).

(1) Ayant surtout en vue dans notre travail les débuts anormaux, nous donnons une seule observation classique qui servira au double point de vue de la clinique et de la description pathologique normales.

OBSERVATION

(Publiée par MM. Claude et Lejonne dans la *Revue de Neurologie*, 1906.)

Sclérose latérale amyotrophique débutant par les membres inférieurs et s'accompagnant de douleurs subjectives sous forme de crampes et objectives par la pression douloureuse des jambes.

Il s'agit d'un homme de 35 ans exerçant la profession de mécanicien.

On ne trouve rien dans ses antécédents, sauf une blennorrhagie compliquée d'orchite à l'âge de 21 ans et à 23 ans une sciatique bénigne. Pas de spécificité, mais un certain degré d'éthylisme.

Le début de la maladie actuelle remonte à février 1905. Le malade s'aperçut qu'au niveau des mollets, ses muscles présentaient souvent de petites secousses partielles, involontaires, qui augmentèrent peu à peu d'intensité au point de gêner le malade, qui alla consulter à Tenon, où l'on aurait porté le diagnostic de chorée fibrillaire et donné du bromure comme traitement.

En avril le malade s'aperçoit que son pied droit devenait plus faible, il lui arrivait de buter sur les pavés ; en même temps se manifestèrent dans les deux jambes des crampes assez pénibles, surtout la nuit.

Trois mois après, la jambe gauche commence à faiblir à son tour et à la même époque les secousses fibrillaires, sans cesser aux jambes, gagnèrent peu à peu les cuisses et l'abdomen.

Dès septembre 1905, le malade fut obligé de cesser tout

travail, la marche étant devenue très difficile; la pointe du pied tombante et dirigée en dedans, le malade ne pouvait la redresser, mais il lui était encore possible de marcher sur la pointe du pied, et les muscles des cuisses fonctionnaient bien : la parésie atteignait donc presque exclusivement les muscles des régions antéro-externes et externes des deux jambes, presque aussi accentuée des deux côtés : des crampes assez douloureuses persistaient surtout au niveau des jambes.

Depuis cette époque, la faiblesse des jambes a peu à peu augmenté, les secousses fibrillaires ont gagné successivement le tronc, les membres supérieurs, respectant à peu près totalement la tête. Quelques crampes ont enfin paru aux membres supérieurs dont la force a un peu diminué.

Voyant son état s'aggraver, le malade entre à la Salpêtrière dans le service du professeur Raymond suppléé par l'un de nous, 10 octobre 1906.

Examiné à l'entrée, on constate que les phénomènes se résument avant tout en une parésie des membres inférieurs et de la moitié inférieure du tronc.

Le malade marche difficilement seul ; il ne peut le faire qu'à peine, en levant très haut la jambe, qu'il laisse brusquement retomber sur le sol.

La paralysie symétrique un peu plus accusée du côté droit occupe avant tout les muscles moteurs du pied, surtout ceux du groupe antéro-externe et externe de la jambe, où elle s'était cantonnée en premier lieu ; mais bien que meilleurs, les muscles postérieurs de la jambe et de la cuisse sont assez fortement touchés ; il en est de même des rotateurs en dedans et des abducteurs de la cuisse ; les rotateurs en dehors, les adducteurs, le quadriceps, sont pris, mais d'une manière moins intense.

La parésie ne se limite pas aux membres inférieurs, le psoas iliaque est tout aussi affaibli que le quadriceps, les muscles de la partie abdominale sont mieux conservés. Il en est de même des divers muscles moteurs de la colonne vertébrale, qui sont d'autant meilleurs que l'on remonte plus haut : c'est surtout grâce aux muscles des vertèbres supérieurs et de la nuque que le malade exécute les différents mouvements de la colonne vertébrale.

Les membres supérieurs paraissent un peu diminués de force, sans qu'on puisse préciser davantage. Les muscles de la nuque, du cou, de la face sont absolument normaux ; il n'existe aucun trouble de musculature interne.

L'atrophie musculaire marche de pair avec la parésie, elle est surtout remarquable au niveau des jambes.

Les réactions électriques examinées par M. Huet montrent D R plus prononcée dans les muscles antérieurs et externes de la jambe, assez prononcée dans le jambier postérieur, les fléchisseurs des orteils, plantaires, ébauchée dans les jumeaux.

La D R s'observe aussi dans le quadriceps fémoral, assez prononcée dans le vaste interne, moins dans le droit antérieur et le vaste externe, encore moins marquée dans les adducteurs et les muscles postérieurs de la cuisse.

Les réflexes tendineux des membres inférieurs tant patellaires qu'achilléens sont encore assez vifs comme qualité, mais cette tendance diminue en quantité à mesure que l'atrophie progresse.

Au contraire, tous les réflexes du membre supérieur, les massétérins, sont exagérés.

Pas de trépidation spinale ; le Babinski n'amène auc mouvement de l'orteil.

Les réflexes cutanés sont normaux. Cette recherc même le seul fait de découvrir le malade, exagèrent contractions fibrillaires, qui deviennent intenses et ju fient le terme de chorée fibrillaire. Ces contractions s généralisées, mais respectent toutefois les nerfs bulbai à l'exception de très rares secousses au niveau des comn sures labiales et des zygomatiques.

Le malade se plaint parfois encore de crampes as violentes au niveau des membres inférieurs. La press des masses musculaires du mollet est fort douloureu les muscles des cuisses sont un peu sensibles. Au c traire, la pression des troncs nerveux ne réveille auc douleur, et le signe de Lasègue est négatif.

La sensibilité cutanée, les diverses sensibilités p fondes, sont normales. Pas de troubles psychiques.

Pas de phénomène viscéral. La ponction lombaire do un liquide clair, sans éléments figurés.

OBSERVATION

Début par les membres inférieurs, marche ascendan

(Extraite des cliniques de M. le professeur Raymond, tome V

T..., 48 ans, sans antécédents nerveux héréditai exerce la profession de colleur de papier. Il n'a jamais de maladies, sauf une attaque d'influenza.

Le 1er novembre 1899, T... a été pris de fourmillem dans les pieds. Au bout de quelques semaines, ces fo millements ont gagné les jambes.

Le malade vient consulter pour la première fois à la Salpêtrière dans le courant de février, se plaignant toujours de fourmillements dans les jambes.

En l'examinant avec le plus grand soin, on ne put découvrir d'autres manifestations morbides qu'une exagération très prononcée de tous les réflexes osseux et tendineux aux quatre membres et à la mâchoire inférieure.

Pas de trépidation spinale.

Au cours des six mois qui ont suivi, les jambes sont devenues de plus en plus faibles, et le malade s'est aperçu qu'il maigrissait. En même temps il y eut une certaine gêne de la parole.

En septembre 1900, la main droite était le siège d'une atrophie légère, mais très manifeste ; la faiblesse des jambes progressait, et à partir du milieu d'octobre la marche était tout à fait impossible.

C'est dans ces conditions que le malade s'est fait admettre dans le service. Son état était alors à peu près ce qu'il est au moment de l'observation.

Toutefois, pendant le temps passé en salle, T... a présenté certains épisodes pathologiques.

Le 10 janvier 1901, il venait de se faire électriser lorsque, en regagnant son lit, il fut pris d'un violent frisson suivi de chaleur et d'un stade de sueur. On releva 38°3 de température interne.

Le lendemain à la visite, on constata un silence respiratoire presque absolu de tout le poumon droit.

Le surlendemain on se rendit compte que le murmure vésiculaire était réapparu tout en étant affaibli, la fièvre était tombée.

Le 20 janvier, le malade eut un nouvel accès semblable : cette fois, sa température s'élève à 39°6. De plus, on constate une submatité bien nette au niveau du tiers inférieur du poumon droit et à ce même niveau un souffle léger expiratoire, avec un retentissement exagéré de la voix et de la toux.

La recherche des bacilles dans les crachats ne donne aucun résultat, pas plus que des ponctions répétées.

La fièvre s'est maintenue au même niveau pendant les jours suivants avec des rémissions matinales d'environ un degré, les signes physiques persistant.

Le 26 janvier, dans le tiers inférieur du poumon droit on trouve un souffle tubaire avec des râles humides éclatant par bouffées ; la voix et la toux étant exagérées.

Le lendemain, les signes précédents disparaissaient, et on percevait seulement dans les aisselles des râles sensiblement plus fins et plus secs que ceux constatés la veille.

Température interne, 38°8.

Pas d'albumine dans les urines.

Le malade est un homme de taille moyenne dont le facies indique un mauvais état général. Cependant il n'a pas de fièvre ou presque, il ne tousse pas, il digère bien, dort bien. Ses facultés intellectuelles sont intactes.

Les pieds sont flasques, ballants ; quand le malade est assis, il laisse pendre les membres inférieurs.

Il y a de l'amaigrissement de la jambe droite :

	D	G
Circonférence du mollet	32	33
— de la cuisse	40	40

Il n'y a pas de tremblements fibrillaires à l'examen des membres inférieurs, mais la contracture idio-musculaire est très exagérée.

Le malade peut encore se tenir d'aplomb sur ses

membres inférieurs, mais il est dans l'impossibilité de marcher sans appui. Quand on le soutient il peut avancer à petits pas. Sa démarche reflète un caractère parétique, mais elle n'a rien de spasmodique.

Il oppose une résistance suffisante aux mouvements passifs exprimés aux différents segments du membre inférieur droit. La force segmentaire est mieux conservée au membre inférieur gauche.

Les mouvements ne sont ni douloureux ni tremblés. Les masses musculaires ne sont pas douloureuses à la pression ni les troncs nerveux superficiels. Le signe de Lasègue fait défaut. Le pied droit est légèrement ballant.

Le malade se plaint de parésie de la main droite. Il serre insuffisamment les objets qu'on lui met dans cette main, il la relève difficilement et les mouvements d'extension de l'avant-bras et du bras droit sont très limités. Le malade peut encore opposer le pouce aux autres doigts de la main droite, écarter les doigts, les fléchir, les étendre, et tous ces mouvements s'exécutent avec une assez grande vigueur, mais non sans une certaine difficulté. Il y a atrophie nette des muscles de l'éminence thénar, des interosseux, de ceux de la face postérieure de l'avant-bras.

A gauche, la motilité du membre supérieur est à peu près intacte ; cependant on constate une légère atrophie des muscles interosseux.

Aux quatre membres, les réflexes tendineux sont exagérés ; à gauche, le redressement du pied amène de la trépidation spinale.

Dans la sphère d'innervation bulbaire on voit que le malade ne peut effectuer les mouvements d'élévation de la langue ni l'écartement des mâchoires. Il a de la tendance à avaler de travers, sans qu'il y ait toutefois de la paralysie apparente du voile du palais. Le réflexe massétérin est légèrement exagéré.

La sensibilité sur tout le tégument est normale, sauf une sensation de brûlure éprouvée à la plante des pieds.

L'examen électrique donne : excitabilité galvanique et faradique diminuée dans le vaste interne et les extenseurs des orteils à droite ; pas de R D.

A gauche, les réactions électriques sont intactes, et il en est de même pour les muscles des mains, de la langue et de la face.

OBSERVATION

(Extraite des Cliniques de M. le professeur Raymond, t. VI.)

Début de sclérose latérale amyotrophique par les membres inférieurs ; l'affection s'y cantonne et réalise une forme fruste.

Le nommé D... est âgé de 53 ans. Jusqu'à ces derniers temps il a habité les Vosges, où il exerçait la profession de tailleur. Toujours sobre, il n'a jamais eu d'indisposition sérieuse avant l'éclosion de la maladie qui l'amène.

Au mois de décembre 1900, sans cause appréciable, il a été pris d'un engourdissement du pied gauche et d'une sensation de fatigue dans cette même partie. La jambe gauche est devenue très faible, « comme endormie », puis elle s'est mise à maigrir. La fatigue a envahi la cuisse, et depuis le malade est obligé de prendre un point d'appui sur le dossier de la chaise sur laquelle il est assis lorsqu'il veut se soulever.

Il y a environ un mois, l'atrophie et la paralysie ont envahi la jambe droite.

Le malade vient consulter à la Salpêtrière le 25 avril 1901 : son état était le même qu'au moment où l'observation fut prise.

Pas de troubles d'organes, sauf une légère dyspepsie et de la constipation habituelle. Les facultés intellectuelles sont intactes et l'examen des yeux, de la langue, de la face, ne décèle rien d'anormal. Il y a une légère surdité unilatérale en rapport avec l'altération de l'oreille moyenne. Le réflexe massétérin se produit avec une force normale.

L'examen des quatre membres fait constater à droite l'existence d'une ankylose du coude survenue il y a quarante ans et qui a entraîné à sa suite un certain amaigrissement de l'avant-bras et du bras au voisinage de la partie ankylosée. De troubles de motilité autres que ceux en rapport avec cette ankylose, il n'en existe point. Il n'y a pas non plus de tremblements fibrillaires à l'inspection du membre supérieur.

Les réflexes tendineux se produisent avec une force normale au coude et aux poignets.

Rien à signaler du côté du tronc.

A l'examen des membres inférieurs, on remarque que le malade peut encore marcher. Il s'avance à petits pas suivant une ligne régulière. Sa démarche n'est ni spasmodique ni trépidante, mais par contre il steppe d'une façon très nette, surtout à droite.

Quand le malade est assis sur une chaise et qu'il veut se relever, il n'y parvient qu'en prenant un point d'appui sur ses mains. Il ne peut se tenir d'aplomb sur ses jambes ; abandonné à lui-même, il se penche en avant, et il tomberait si on ne le retenait.

Le malade relève la pointe du pied avec une assez grande force ; les mouvements d'abaissement se font avec moins de vigueur, c'est-à-dire que les muscles des mollets fonctionnent moins bien que ceux de la région antérieure de la jambe. Aussi bien, les muscles des mollets sont manifestement atrophiés, surtout à gauche, où la circonférence de la jambe ne mesure que 0,27 contre 0,28 à gauche.

L'abduction des cuisses s'exécute normalement. L'extension des jambes sur la cuisse se fait presque sans vigueur, surtout à gauche. C'est que, de ce dernier côté surtout, le triceps crural et les muscles de la région postérieure de la cuisse sont atrophiés. De même qu'aux jambes, l'atrophie des muscles de la cuisse prédomine à gauche.

En somme, l'atrophie intéresse dans une faible mesure les extenseurs des orteils un peu plus le triceps sural, beaucoup plus le triceps crural, surtout dans la moitié inférieure. Les masses musculaires sont molles et flasques, sans œdème, sans douleur à la pression. La contractilité idio-musculaire est très augmentée dans tous les muscles des jambes. Il en est de même des réflexes tendineux. De plus, pour peu que l'examen se prolonge, on voit des secousses fibrillaires traverser les fessiers, les triceps, les muscles des mollets, principalement à gauche.

L'excitation de la plante des pieds ne provoque pas le moindre mouvement du côté des orteils.

Les réactions électriques ont été trouvées normales à peu de chose près : tout au plus a-t-on constaté une augmentation d'excitabilité galvanique dans quelques muscles du membre inférieur, notamment dans le jambier antérieur et dans le vaste interne.

La sensibilité est intacte et les sphincters fonctionnent bien.

OBSERVATION

(Pilcz, Clinique Wagner à Vienne). *Iahrbüch für Psychiatrie*, vol. XVIII, 3e fascicule, 1898.)

Un ouvrier de 35 ans est reçu à la clinique pour paranoia, idées typiques systématisées de persécution avec hallucinations. Les idées délirantes hypocondriaques qui compliquent le tableau symptomatique (on lui suce le sang, on l'affaiblit par des pollutions artificielles, etc...) doivent-elles être rattachées aux lésions anatomiques de la sclérose ou à la paranoia? C'est ce que l'auteur ne peut décider.

Les troubles physiques débutent par l'atrophie de l'extrémité supérieure avec douleurs et une augmentation des réflexes des jambes. Les réflexes des extrémités supérieures furent bientôt abolis; il y eut du clonus des pieds et des genoux, du tremblement fibrillaire de la langue qui s'atrophia ; pas de troubles fonctionnels des nerfs craniens. La tête tombe en avant par suite de l'atrophie des muscles de la nuque. Pas de troubles des sphincters. La sensibilité est intacte, et il n'y a pas de troubles trophiques ni vaso-moteurs. Hoquet opiniâtre. A la fin, dysarthrie bulbaire et mort par double pneumonie.

Autopsie.— Moelle. — Les cellules ganglionnaires des cordons antérieurs ont presque entièrement disparu; celles qui restent sont altérées. Les faisceaux pyramidaux sont fortement sclérosés.

Bulbe et protubérance. Le noyau et les racines de l'hypoglosse sont atrophiés.

Cervelet normal.

OBSERVATION.

A Case of amyotrophic lateral sclerosis pressenting bulbar symptoms, etc... Dercum and William.

(G. Spiller, *The Journal of nervous*; *Revue de Neurologie*, 1900.)

Il s'agit d'un homme de 53 ans sans antécédents, qui en 6 mois arriva à se servir de béquilles et dont la maladie dura six ans en tout : peu à peu la rigidité spasmodique envahit les jambes, puis les bras.

En novembre 1897 la marche fut impossible, même avec des béquilles.

Les pieds sont dans l'hyperextension et une extrême rigidité; les réflexes sont augmentés; il y a de l'amaigrissement des jambes.

Les bras sont moins atteints, mais très contracturés, et leurs muscles sont atrophiés.

La tête, fléchie, est mobile lentement ; il n'y a pas de rigidité du cou.

La bouche est entr'ouverte et le malade ne peut siffler; la langue présente des tremblements fibrillaires et semble un peu atrophiée.

La déglutition est pénible, la voix nasonnée, indistincte et rauque. Il y a de la rétention d'urine et des fèces. La sensibilité et l'intelligence sont intactes.

Autopsie. — Les racines des cornes antérieures sont peu nombreuses et pour la plupart altérées, surtout à la partie interne et postérieure de la corne.

Les tractus pyramidaux directs et croisés sont dégénérés

dans la moelle, et on peut les suivre jusqu'à la décussation des pyramides.

Dans tout le cordon postérieur, on remarque de la sclérose diffuse.

OBSERVATION

Sclérose latérale amyotrophique à début bulbaire.

(Philippe et Guillain, 1900.)

C..., âgée de 55 ans, entre au mois de septembre 1896 à la Salpêtrière pour une maladie ayant débuté en septembre 1895 par une gêne de la mastication et de la déglutition.

Neuf mois après, la malade se plaint de lourdeur dans le bras droit et trois mois plus tard le bras gauche se prend.

A l'examen pratiqué en octobre 1896 on constatait les troubles suivants : atrophie de la langue ; difficulté de la déglutition ; parole incompréhensible ; réflexe massétérin exagéré, sorte de trépidation de la mâchoire.

Le membre supérieur est parésié, surtout à droite : il y a de la contracture. L'amyotrophie est surtout prononcée au niveau du deltoïde, des muscles des avant-bras, de ceux de l'éminence thénar et hypothénar. Il y de la D R dans certains muscles.

Les réflexes du coude et du poignet sont exagérés. Il n'y a pas de troubles de la sensibilité ; le cou est rigide.

Aux membres inférieurs, on note de la rigidité musculaire ; la malade avance à petits pas, et il n'existe pas d'atrophie musculaire apparente, de modification des réactions électriques. Les réflexes sont exagérés et il y a de la trépidation spinale bilatérale.

L'affection fit de rapides progrès, et la malade cachectique succombe le 17 août 1897.

OBSERVATION

Sclérose latérale amyotrophique à début bulbaire.

(Extraite des Cliniques de M. le professeur Raymond.)

Il s'agit d'une vieille personne indemne de toute tare héréditaire ou acquise, qui a toujours été de parfaite santé en dehors d'un rhumatisme subaigu et d'un érysipèle.

La maladie débute en novembre 1892 par des fourmillements dans la bouche, les lèvres, de la gêne de la parole.

Bientôt les tremblements progressent et se compliquent de gêne à la déglutition : aliments solides passant difficilement et parfois liquides refluant par le nez.

Cette femme entre au service le 9 janvier 1893. On apprend qu'elle a eu deux ictus et que la maladie a eu un début apoplectiforme. La parole est à peu près inarticulée et on aurait cru volontiers à de l'aphasie; la prononciation des labiales et des linguales est particulièrement pénible. Le voile du palais est paralysé ainsi que la moitié gauche de l'orbiculaire des lèvres. La bouche se dévie à droite lorsque la malade essaye de siffler. Il semble aussi que la face est atrophiée du côté gauche.

Par contre, la langue garde son volume normal et se meut dans tous les sens, librement. De prime abord on crut à l'existence d'une hémorragie bulbaire.

En juillet 1893 la malade ne peut presque plus articuler un seul son et se trouve réduite à se faire comprendre par gestes. Elle ne peut plus avaler les liquides qui reviennent par les fosses nasales.

En outre, les mouvements de la langue sont abolis et les pupilles réagissent paresseusement. La sensibilité est normale et à cette époque les réflexes tendineux ne présentent aucune exagération.

Par suite, la gêne de la déglutition s'aggrava et le membre supérieur gauche devint le siège d'une parésie motrice très évidente. A ce moment la trépidation spinale était facile à provoquer. De temps en temps, cette femme était prise de crises d'oppression. Elle succomba à des phénomènes asphyxiques rapides le 26 décembre 1893, consécutivement à une broncho-pneumonie.

Autopsie. — On ne constate à l'œil nu qu'une asymétrie du bulbe, la moitié droite étant moins volumineuse que la gauche. En outre, les fibres radiculaires de l'hypoglosse paraissent grêles et grisâtres.

Histologiquement examinée, l'écorce cérébrale, particulièrement au niveau des circonvolutions rolandiques, n'a donné que des résultats négatifs. En descendant vers le mésocéphale, on ne commence à trouver des lésions appréciables que vers le tiers supérieur de la protubérance, lésions caractérisées par des teintes pâles des tractus pyramydaux.

On peut constater dans le bulbe l'existence :

1° D'une sclérose peu intense des faisceaux pyramidaux ;

2° D'une atrophie des noyaux moteurs atteignant son intensité maxima au niveau du noyau de l'hypoglosse, où on en exceptait au plus 5 à 6 cellules sur la même coupe

La sclérose des faisceaux pyramidaux atteignait son

maximum d'intensité au niveau des pyramides bulbaires et prédominait à droite. Outre les noyaux de l'hypoglosse, les divers noyaux bulbaires envahis par la sclérose étaient ceux du spinal, du pneumo-gastrique, du glosso-pharyngien et du trijumeau.

Les autres noyaux moteurs et tous les noyaux sensitifs étaient indemnes.

Dans le renflement cervical de la moelle on retrouvait des altérations similaires de la substance blanche et de la substance grise, c'est-à dire la sclérose du faisceau pyramidal croisé prédominant, à droite; l'atrophie des cornes antérieures était moins accusée toutefois que celle de l'hypoglosse.

D'ailleurs ces altérations ne pouvaient être poursuivies au-dessous du renflement cervical.

Certains nerfs moteurs craniens offraient des altérations intenses, surtout au niveau de l'hypoglosse et du facial. Un certain nombre de muscles innervés par le bulbe, ceux de la langue, du voile, du pharynx, du larynx, etc., ont été examinés; on y voyait les mêmes altérations dégénératrices signalées plus haut.

OBSERVATION

Sclerose latérale à début bulbaire.

(*Archives de Neurologie*, 1897. E. Bonardi.)

Le cas rapporté par l'auteur est intéressant par ce fait que l'individu atteint est une petite fille de dix ans. La maladie aurait commencé à la suite d'une peur.

On remarquait d'abord chez la malade une expression

hébétée, puis de la dysphagie, de l'amyotrophie, de la dysarthrie, de la dysphonie et des troubles de la mastication.

Dans l'état actuel, outre les symptômes relatifs aux faits précités, il y avait dans le membre supérieur de la contracture musculaire très manifeste avec de l'exagération des réflexes tendineux sans trouble de la sensibilité, avec une légère atrophie de l'éminence thénar et hypothénar des premiers interosseux et des deltoïdes : cela plus à gauche qu'à droite.

OBSERVATION

Ein Zentniss atypischen formen der amyotrophischen Lateralssclerose mit bubären Beginne.

(Hermann Schlesinger. *Revue de Neurologie*, 1901.)

Il s'agit d'un ouvrier de 72 ans sans antécédents héréditaires ou personnels pathologiques qui, à la suite d'une forte émotion, ressentit un embarras de la parole et une hémiparésie droite qui s'effaça rapidement ; par contre, la dyarthrie s'accentua de plus en plus les jours suivants, et il s'y joignit du trismus et une certaine dysphagie.

En 9 heures, on remarque des accès de rire et de pleurer forcés très fréquents et facilement provoqués.

L'intelligence est intacte. Pas d'agraphie ; pouls régulier, 60 à la minute. Pupilles ne réagissant pas mal. Quand le malade se redresse dans son lit, la tête et les extrémités sont prises d'un tremblement analogue à celui de la paralysie agitante et, si à ce moment il essaie de parler, il se produit un claquement de dents.

Il y a de la salivation. Les réflexes massétérins sont exagérés ainsi que les réflexes rotuliens.

Vers février 1898 il y a une grande amélioration des symptômes, qui du reste ne dure pas et qui est suivie d'une nouvelle aggravation.

L'articulation de la parole devient presque complètement impossible ; les accès de rire et de pleurer sont intenses et très fréquents ; la dysphagie et les secousses cloniques des masseters sont prononcées.

Il y a de la parésie faciale et de la parésie de la ceinture scapulaire. En mars 1898 la paralysie gagne toutes les quatre extrémités ; tous les réflexes tendineux sont exagérés et on remarque de la contracture des épaules, du coude, des secousses fibrillaires dans la plupart des muscles du membre supérieur et dans quelques muscles du membre inférieur. Il y a aussi une légère atrophie de la ceinture scapulaire.

Le malade meurt de pneumonie double le 10 mai 1898.

Examen histologique. — Dégénération descendante récente, très intense, du faisceau pyramidal en totalité.

Les cornes antérieures sont pauvres en cellules ganglionnaires, mais celles qui restent ont un aspect normal. Dans la partie cervicale de la moelle les cellules sont pourtant d'un côté profondément altérées et atrophiées. Atrophie intense du noyau de l'hypoglosse des deux côtés ; atrophie du noyau du facial.

Le cerveau est indemne.

OBSERVATION

Sclérose latérale à début bulbaire.

(Blumenthal in Thèse Florand, Paris, 1887.)

Anna Riow, 12 ans, paysanne. Grand'mère ayant eu des troubles psychiques.

Peur violente trois mois avant l'examen de la malade. Quelques jours plus tard, légers troubles de la parole et de la déglutition. L'occlusion des lèvres est impossible. La parole devient de plus en plus difficile, la déglutition de plus en plus gênée. Écoulement de la salive. Faiblesse, maladresse et rigidité dans les membres supérieurs, puis dans les membres inférieurs, augmentant rapidement Diminution de volume des muscles.

20 septembre 1883. Pouls petit. Langue plissée, agitée de mouvements fibrillaires. Tension extrême des muscles de la mâchoire. Saillie prononcée des sterno-mastoïdiens et du trapèze.

Bras immobiles en adduction et en flexion.

Mains en pronation. Doigts souvent fléchis.

Rigidité et atrophie des muscles. Mouvements actifs maladroits et faibles. Jambes étendues en adduction et en rotation en dedans. Démarche spasmodique sur la pointe. Moins d'atrophie qu'aux membres supérieurs. L'examen électrique donne les formules normales.

Les muscles du dos, puis les droits de l'abdomen, deviennent raides.

Secousses involontaires dans les extrémités, dans le cou et la nuque surtout, au moment des mouvements voulus ou des émotions.

Le 1er mai 1884, atrophie marquée des muscles des membres supérieurs et du thorax, plus marquée à gauche.

Difficulté des mouvements actifs. Grande résistance aux mouvements passifs.

Exagération des réflexes tendineux. Maxillaire inférieur très rapproché du thorax. La langue, amincie et dure, présente des contractions fibrillaires incessantes. Articulation des mots impossible. Déglutition très difficile.

Excitabilité faradique un peu diminuée au niveau des membres supérieurs.

L'examen galvanique des muscles atteints montre que l'excitabilité est un peu diminuée. Un peu d'hébétude. Rire sans motif.

OBSERVATION

Sclérose latérale à début douloureux.

(*Revue de Neurologie*, 1906. MM. Lejonne et Lhermitte.)

Il s'agit d'une femme de 50 ans, cuisinière. Comme antécédents personnels on relève : un érysipèle, une rougeole, de l'éthylisme, des cauchemars, des crampes dans les mollets.

A noter des frères tuberculeux comme antécédents familiaux.

La maladie débute 15 mois auparavant par une faiblesse progressivement croissante de la jambe droite dont le pied tombe et racle le sol. Il y eut après de la parésie du membre supérieur homologue, parésie toujours moins accusée que celle du membre inférieur correspondant.

Malgré cela, la malade continue son service et au mois de juillet 1904 entre à la clinique Charcot.

Dès les premiers jours d'admission, la malade est prise de douleurs excessivement vives, continues, sans exacerbations paroxystiques, siégeant dans la continuité des membres et se limitant à la jambe et au bras parésiés. Les phénomènes douloureux empêchent le sommeil, et le malade les compare à des brûlures ou à des tiraillements, des broiements profonds.

A cette époque, les signes objectifs sont les suivants : paralysie presque complète du membre inférieur droit, parésie du bras homologue. Intégrité complète de la musculature du côté opposé ainsi que de la face, de la langue, des yeux, du pharynx.

Le membre supérieur droit est parésié et aussi amaigri ; les muscles des éminences thénar et hypothénar sont un peu diminués de volume et les espaces interosseux sont déprimés.

A la jambe il existe un œdème dur, non dépressible à la pression, ce qui rend impossible la constatation d'amyotrophie. Le malade ne peut soulever le talon du plan du lit. La malaxation des mollets, la pression des avant-bras, sont très pénibles. Au contraire, la sensibilité objective est peu atteinte et on note simplement une légère diminution de la sensibilité au tact.

Le sens articulaire, la perception stéréogénique, sont normaux.

Les réflexes tendineux sont presque normaux aussi à la jambe droite paralysée, nettement exaltés du côté gauche, indemnes de toute parésie.

Les réflexes tendineux du bras droit sont plus forts que ceux du bras gauche. Il n'y a pas de trépidation spinale.

Les réflexes cutanés : l'abdominal est normal ; le plantaire, aboli des deux côtés.

Les organes des sens sont normaux ; il n'y a pas de troubles intellectuels.

Assez rapidement la maladie fit des progrès, et deux mois après son entrée à l'hôpital la malade accuse des douleurs dans la jambe gauche jusque-là indemne, en tous points analogues à celles qu'accompagne la parésie de la jambe droite maintenant en voie de rétrocession.

A la douleur fit suite la parésie du membre inférieur gauche, plus accusée à l'extrémité qu'à la racine. Le bras gauche devint aussi un peu plus faible, mais moins que la jambe correspondante.

Les réflexes tendineux disparaissent complètement du côté droit, diminuent d'intensité du côté gauche. L'œdème de la jambe droite s'étant amendé, on put constater une amyotrophie très marquée de la jambe et de la cuisse, le bras correspondant étant peu pris, excepté au niveau des éminences thénar et hypothénar.

Du côté gauche l'amyotrophie était à son début plus accentuée à la jambe, et elle était néanmoins indéniable à la main où les espaces interrosseux étaient déprimés.

R D à gauche sur le jambier antérieur à droite ; sur les extenseurs, les jumeaux, le plantaire ; R D partielle dans le vaste interne et externe ; R D sur les muscles thénariens et interosseux. A gauche seulement traces de R D sur les jumeaux et le quadriceps fémoral.

Rapidement la malade se cachectise ; les crises de diarrhée précipitent le dénouement sans qu'il y ait eu de phénomènes bulbaires.

A l'autopsie on trouve les nerfs périphériques sensitifs entièrement respectés, fait paradoxal, étant données les douleurs ressenties par la malade. Il y avait une différence nette des lésions dans chaque moitié de la moelle ; à droite, le faisceau pyramidal croisé, le cordon antéro-latéral moins profondément, sont très altérés. Les cellules de la corne antérieure sont presque toutes détruites ; à gauche, les modifications sont seulement à leur début.

OBSERVATION

Sclérose latérale à début douloureux.

(Alfredo Santini in *Riforme Medica*, an XXIII. *Revue de Neurologie.*)

Il s'agit d'un homme de 48 ans ayant un frère affecté d'idiotie congénitale et qui depuis son adolescence souffrait de migraines et d'une douleur du pied droit.

La maladie débute par des exacerbations paroxystiques de l'ancienne douleur du pied qui prit la forme rhumatoïde. En effet, les articulations, celles du membre inférieur surtout, devinrent pendant tout le cours de la maladie le siège de douleurs paroxystiques très vives.

Aux troubles de sensibilité des membres s'ajoutèrent de la paralysie, de l'atrophie en masse de tous leurs muscles, une forte contracture des fléchisseurs et des grands pectoraux. Cette dernière immobilisa le malade dans une situation qui se termina au bout de huit mois.

OBSERVATION

Sclérose latérale à début douloureux et atypique.

(MM. Chartier et Kojevnikoff, 1906.)

Le malade dont il est question est âgé de 31 ans ; découpeur sur métaux, il n'a jamais subi une intoxication métallique quelconque.

On relève peu de choses dans ses antécédents personnels : ni blennorrhagie ni syphilis, mais des bronchites et quelques troubles stomacaux. Il fut refusé au service pour faiblesse de constitution.

Il n'y a rien à noter dans ses antécédents héréditaires et familiaux.

Sans cause connue du malade, celui-ci ressentit à 28 ans des secousses musculaires, des spasmes, des raideurs, phénomènes indolores siégeant dans les membres supérieurs et inférieurs, dans les biceps et les cuisses spécialement.

Un an après, ces spasmes survenant sous l'influence d'un effort ou à la suite d'une attitude prolongée, se produisent des contractures très douloureuses se présentant sous forme de crampes. Ces crampes apparaissent surtout lorsqu'il est allongé ou assis ; c'est d'abord une certaine trémulation, puis une raideur, puis la contracture violente et de plus en plus douloureuse, soit dans les jambes et les cuisses, soit dans les bras, dans les muscles du thorax et de l'abdomen. Il est obligé de changer de position, de se lever, de s'étirer et de se frictionner : les crampes cessent alors au bout de quelques minutes. Ces sensations très douloureuses ont progressivement disparu dans les muscles atteints d'atrophie ; actuellement elles sont localisées dans les muscles des cuisses et dans les mollets, dans les muscles abdominaux. Deux ans seulement après le début de ces symptômes, en juillet 1905, est survenue une certaine faiblesse du membre supérieur du côté gauche, du côté droit quelques semaines après. Le malade relève plus difficilement les bras et il a quelques difficultés à soulever son chapeau ; en même temps il éprouve dans les mains une certaine maladresse et laisse tomber les objets. De plus, il constate un amaigrissement progressif du membre supérieur, qui d'après lui aurait débuté par l'épaule et le bras.

Cet état a été en progressant jusqu'à l'époque actuelle ; aujourd'hui il ne peut ni s'habiller, ni manger seul, ni se boutonner, ni écrire lisiblement. Par contre, la démarche n'a pas changé.

C'est un individu pâle, amaigri en totalité. La complexion délicate, l'aspect malingre, doivent être mis sur le compte des troubles dyspeptiques.

Le membre supérieur est atrophié en masse dans toute la main, l'avant-bras, le bras, surtout à la région antérieure de la ceinture scapulaire et principalement au niveau du deltoïde du sus-épineux, du sous-épineux.

Cette atrophie se présente à gauche et à droite avec la même disposition. Toutefois, à droite, les masses musculaires sont un peu moins diminuées de volume, sauf le sous-épineux, qui paraît plus atrophié à droite qu'à gauche. A droite et à gauche, même trouble de la force musculaire.

La flexion des doigts est assez bien conservée ; l'extension est faible. L'écartement et le rapprochement des doigts est nul. Au pouce, la flexion, l'opposition, sont assez bonnes, l'adduction et l'extension très faibles. La flexion de la main est médiocre, l'extension nulle, l'abduction très faible, l'adduction médiocre.

L'extension d'avant-bras est assez bonne, la flexion, la supination, la pronation, presque nulles.

L'adduction du bras, la rotation en dehors et en dedans, sont assez bonnes. L'élévation est absolument nulle ; l'élévation et l'abaissement du moignon de l'épaule sont normaux.

Les mouvements de la tête, de la langue, de la face du larynx et du pharynx, du thorax, de l'abdomen, du diaphragme, sont normaux. Les muscles de l'abdomen ont toute leur force, mais sont le siège de crampes très fréquentes.

Pas de troubles de la marche. Cependant, après une course assez longue est apparue une sensation de fatigue, et elle survient vite ; le malade ressent des contractures, des crampes douloureuses dans les muscles des cuisses et par suite un certain degré d'impotence fonctionnelle.

Les muscles des mollets et ceux des régions antéro-externes sont atrophiés. Ceux des cuisses sont diminués de volume.

La flexion plantaire est bien conservée, mais l'extension du pied est très faible; l'abduction du pied est faible, l'adduction est mieux conservée. Les mouvements de la cuisse et de la jambe sont normaux.

Aux membres supérieurs comme aux membres inférieurs il n'y a aucune raideur, aucune contracture. Dans tous les muscles du tronc il existe des contractions fibrillaires nombreuses ; il y a même de grosses contractions fasciculaires.

La contraction idio-musculaire est exagérée.

Les réflexes du membre supérieur sont très faibles ; de plus, leur recherche est douloureuse et provoque dans le membre de la trémulation.

Ceux du membre inférieur : l'achilléen et le rotulien sont nettement exagérés.

Le réflexe massétérin est un peu exagéré. Il n'y a ni Babinski ni trépidation spinale, sauf quelques secousses trépidantes du pied droit.

En dehors des crampes douloureuses, il n'y a pas d'autres phénomènes de sensibilité. Les nerfs ne sont ni augmentés de volume ni douloureux. Les sensibilités superficielle et profonde sont conservées. Les réflexes cutanés sont abolis. Les organes des sens, le psychisme, sont normaux.

Il n'y a pas de troubles des sphincters. Les viscères sont normaux. L'examen électrique corrobore les résultats de l'examen clinique.

CONCLUSIONS

La maladie de Charcot, affection caractérisée par un état paréto-spasmodique et par de l'atrophie, a des débuts très variables.

I. — Tout d'abord on place le type classique, envahissant en premier lieu les petits muscles des mains, de là gagnant la racine du membre et offrant, lorsque la maladie a touché les deux bras, le type de la paraplégie cervicale.

— Au mode supérieur appartient également celu qui, prenant d'abord la racine du membre, simule de près la myopathie primitive scapulo-humérale. Ce type est rare.

— Enfin dans cette classe rentrent les cas qui ne s'accompagnent pas de spasmodicité ou qui ont ce symptôme à l'état d'ébauche.

II. — Un mode de début très fréquent est celui qui prend les membres inférieurs et qui s'étend, au bout d'un temps variable, aux cuisses, à l'abdomen, à la colonne vertébrale.

III. — Notons encore, avant de quitter les membres, le début à prédominance ou à tendance hémiplégique, début excessivement rare du reste.

IV. — Les troubles bulbaires s'observent par contre très fréquemment au commencement de la sclérose latérale. Ils débutent par de la parésie des lèvres et de la langue, puis envahissent la face, le voile, le larynx.

V. — On a aussi observé des cas où les phénomènes se remarquent à la fois ou à un très court intervalle au bulbe, aux membres supérieurs, aux membres inférieurs.

VI. — Les douleurs au commencement de la sclérose latérale sont à prendre en considération et parfois assez intenses pour en faire un type à part.

VII. — Enfin la possibilité de troubles psychiques ouvrant la scène est également à noter.

Le diagnostic, souvent difficile, est presque toujours possible si l'on a soin d'observer certaines nuances de détail. En tous cas, bien rapidement l'allure de la maladie l'impose.

Quant au pronostic, quelle que soit la forme, il ne varie pas : il est toujours fatal.

TABLE DES MATIÈRES

Paris. — Société française d'imprimerie et de Librairie.

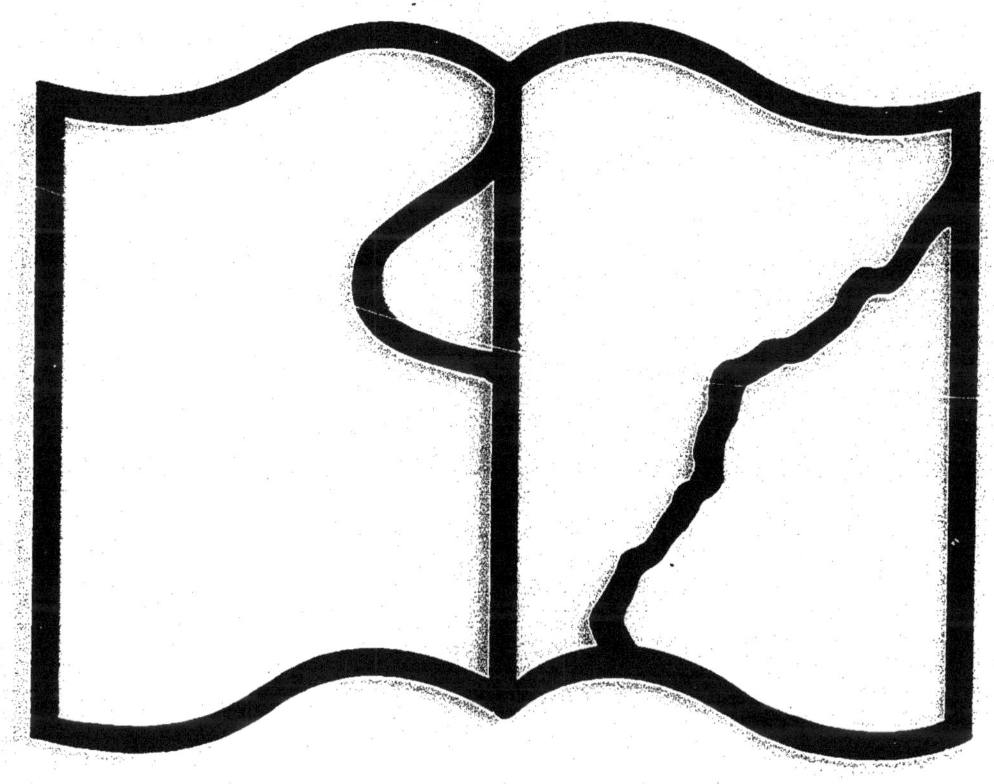

Texte détérioré — reliure défectueuse

NF Z 43-120-11

www.ingramcontent.com/pod-product-compliance
Ingram Content Group UK Ltd.
Pitfield, Milton Keynes, MK11 3LW, UK
UKHW020341250726
13967UKWH00005B/2049

9 782012 897076